DU MAGNÉTISME

DISCOURS

PRONONCÉ

DANS LA SÉANCE DU 4 DÉCEMBRE 1893

A LA SALLE DES BEAUX-ARTS

PAR M. LE Dr G. GOURRAUD

Président de la Société Académique de la Loire Inférieure.

NANTES,

Mme Vve CAMILLE MELLINET, IMPRIMEUR DE LA SOCIÉTÉ ACADÉMIQUE,

L. MELLINET ET Cie, SUCrs

Place du Pilori, 5.

1893

DU MAGNÉTISME

DISCOURS

PRONONCÉ

DANS LA SÉANCE DU 4 DÉCEMBRE 1893

A LA SALLE DES BEAUX-ARTS

PAR M. LE Dr G. GOURRAUD

Président de la Société Académique de la Loire Inférieure.

MESDAMES, MESSIEURS,

Mes aimables Collègues, en m'appelant à la présidence de notre Société, ne se doutaient certainement pas de l'embarras où ils me mettraient ce soir, en m'obligeant, suivant nos usages, à parler devant une assemblée aussi choisie et aussi distinguée.

Quand on n'est, en effet, ni orateur, ni poète, ni avocat, un auditoire comme le vôtre est toujours impressionnant ; mais votre bienveillante indulgence m'est connue, et elle me donne un peu d'assurance pour vous entretenir ce soir du Magnétisme.

En 1778 vint à Paris un médecin allemand du nom de Mesmer, précédé d'une grande réputation de savant et de guérisseur.

Il était né en 1735 à Mersbourg, dans la Souabe. Tout

imprégné des doctrines métaphysiques de Paracelse, élève et disciple du père Hell, professeur d'astronomie à Vienne, l'inventeur des plaques aimantées, il avait fait paraître une thèse « *de Planetarum Inflexu* (1) », où il prétendait que les astres exerçaient une influence directe sur les corps animés à l'aide d'un fluide mystérieux, dont il désignait l'action par la dénomination de magnétisme animal.

Quelques années plus tard, ayant reconnu qu'il produisait sur certains malades des effets spontanés et surprenants, il n'hésita pas à se regarder lui-même comme un producteur direct de fluide magnétique et, se substituant sans vergogne au soleil et à la lune, il se mit à manier son prétendu fluide avec la hardiesse et la dextérité d'un virtuose consommé.

Il se fit bientôt une prodigieuse réputation dans son pays. Mais, doué d'une ambition sans bornes, il lui fallait un plus grand théâtre pour exploiter sa merveilleuse découverte. Il choisit Paris.

Mesmer venait au bon moment. La folie des Rose-Croix n'était pas encore guérie. Si le cimetière de Saint-Médard était fermé, les convulsionnaires n'étaient pas morts. Le mysticisme, la croyance aux esprits, aux puissances occultes maîtresses des destinées, étaient partout; du reste, quelques années plus tard sa réputation elle-même, si grande qu'elle fût, devait pâlir devant celle d'un Joseph Balsamo.

D'une grande activité, d'une audace sans égale, il commença par se mettre en rapport avec l'Académie des Sciences, la Société royale et la Faculté de Médecine, et, toujours pratique, demanda au Gouvernement la modique somme de 500,000 livres de rente viagère pour les services que ses découvertes allaient rendre à l'humanité souffrante.

Le Gouvernement répondit par un refus formel. Les corps

(1) *Dictionnaire de Médecine* de Dechambre.

savants et surtout la Faculté de Médecine lui firent une opposition acharnée et le traitèrent de vulgaire charlatan.

En dépit de cette opposition, il sut inspirer aux Parisiens un tel engouement, tant de personnes voulaient se faire magnétiser, qu'il dut inventer son fameux baquet.

(1) Que l'on se figure une grande salle où d'épais rideaux ne laissent pénétrer qu'une lumière douce et voilée. Au milieu se trouve une caisse circulaire de 2 mètres de diamètre et de 50 centimètres de haut : dans cette caisse, de l'eau, du verre pilé, de la limaille de fer, des bouteilles rangées symétriquement les unes avec le goulot convergent vers le centre, les autres en sens inverse. Le couvercle de la boite est percé de plusieurs trous, d'où émergent des tiges de fer coudées et mobiles que les malades doivent saisir.

Voilà, me direz-vous, un appareil peu compliqué et qui ne doit pas produire de grands résultats !

Détrompez-vous.

Trente fanatiques, atteints de maladies réelles ou imaginaires, l'esprit avide de merveilleux, prennent place autour de ce baquet, en formant deux ou trois rangs qui se donnent la main, le premier rang tient les tiges de fer.

Au milieu d'un religieux silence, un air triste et mélodieux se fait entendre. C'est une harmonica dissimulée dans une pièce voisine. Jusque-là rien d'extraordinaire, mais voilà le maître lui-même qui entre en scène. *Deus ecce Deus !* Il touche les malades, dirige sur eux ses doigts, sa baguette et ses regards : alors son fluide se rencontre avec les courants magnétiques du baquet et c'est un véritable torrent de magnétisme qui imprègne tous les assistants et les jette dans quel monde de sensations !!

Les yeux s'égarent, les gorges se soulèvent oppressées,

(1) *Dictionnaire de Médecine* de Dechambre.

les têtes se renversent en arrière. Au milieu de quintes de toux, de sanglots, l'on entend rire, pleurer, gémir, suffoquer. Puis viennent les cris sauvages, les mouvements convulsifs et désordonnés, les culbutes. Les femmes surtout se font remarquer par une sorte de folie furieuse : elles se battent entre elles, se roulent à terre, s'embrassent, vont donner de la tête contre les murs; mais soyez sans crainte, les murs sont matelassés! Alors des cris désespérés se font entendre : le secours! le secours! A cet appel l'harmonica se tait et Mesmer se précipite vers les plus enragés. Il les pénètre de son regard aigu et profond, saisit leurs mains, fait des passes, dégage le fluide en excès. Tout se tait et la crise générale se termine. Les assistants se retirent heureux et charmés, convaincus que cette nouvelle thérapeutique à sensations les délivrera de leurs maux présents et futurs.

Mais le baquet devint lui-même insuffisant, et Mesmer dut magnétiser un arbre à l'extrémité de la rue de Bondy, et l'on vit des milliers de malades s'y attacher avec des cordes, dans l'espoir d'une guérison.

Il ne faut pas être surpris de la vogue d'un si habile exploiteur des souffrances d'autrui et de la crédulité humaine. Il sut en profiter pour amasser des sommes considérables, avec lesquelles il put se fixer en Suisse et y passer, dans une paix opulente, ses dernières années.

Mesmer laissa de nombreux adeptes parmi lesquels il faut citer d'Erlon et de Puységur.

De Puységur nous présente une honnête figure d'homme convaincu et bienfaisant. Il occupait ses loisirs près de Soissons à magnétiser de pauvres paysans pour les guérir. Il découvrit par hasard le sommeil somnambulique qu'il s'attacha, par la suite, à produire à l'aide de passes, de simples attouchements, de baguettes de fer et au commandement. Pour suffire à sa nombreuse clientèle, il dut, lui aussi, à l'exemple de son maître, magnétiser un orme sur la place de Buzancy son village.

En 1815, un fervent, le naturaliste Deleuze, publia une instruction pratique du magnétisme, et cette méthode de traitement ne tarda pas à se répandre dans le monde médical où elle jouit pendant longtemps, de 1820 à 1840, d'une vogue incroyable.

Les médecins magnétiseurs furent nombreux en France et eurent un succès énorme. Pour vous en dépeindre le type, je regrette de n'avoir pas retrouvé la plume de Molière ; mais cette plume est perdue depuis longtemps, heureusement pour les médecins !

Le vrai médecin magnétiseur était d'un aspect imposant, soit par sa haute taille, soit par son embonpoint respectable, ennemi du naturel et de la simplicité, d'une mise soignée mais excentrique, grave comme un magistrat, solennel comme un augure. C'était un grand médecin, un très grand médecin ! Les cures miraculeuses étaient son habitude. Il guérissait, du reste, sans que sa présence fût nécessaire, car il laissait chez ses clients une baguette et de l'eau qu'il avait magnétisées. La baguette était pour conjurer les caprices et les colères du bébé ; l'eau était souveraine pour calmer les crises de nerfs de la maman.

A notre époque sceptique, l'eau magnétisée, hélas ! n'a plus de vertus ; mais les maris seraient bien ingrats de ne pas la regretter, car les dames ont de plus en plus des attaques de nerfs. Aujourd'hui, pour les calmer, les timides emploient les friandises, les fourrures, les diamants ; les énergiques, le carafon d'eau froide. Les deux moyens ont certainement leur valeur, mais je dois à la vérité d'ajouter qu'avec le carafon d'eau froide il y a moins de récidives.

Rien ne résiste au ridicule, le magnétisme n'y résista pas et tomba dans le discrédit.

En 1841, un chirurgien anglais, Braid, publia sur ce sujet un intéressant ouvrage où il prouva que le fluide magnétique n'existe pas, qu'aucune force mystérieuse n'émane du magnétiseur, que tous les phénomènes du somnambulisme sont produits par l'état même du patient. Il avait observé que la fixation d'un objet brillant avec fatigue, la concentration de la pensée sur une idée unique suffisaient, pour déterminer le sommeil.

Ce travail, malgré sa réelle valeur, passa inaperçu en France ; il faut arriver jusqu'en 1876 pour voir la question étudiée et fouillée sérieusement par des hommes comme Liébeaud, Bernheim, Liégeois, Beaunis de Nancy ; Debove, Dumont-Pallier, Lhuys et surtout le professeur Charcot de Paris.

Ce dernier, dans son service de la Salpétrière, appliqua à l'observation des affections nerveuses les méthodes exactes qui sont employées en physiologie et il fonda une école de véritables savants qui, sous son habile impulsion, établirent des faits positifs et bannirent le merveilleux de faits absolument naturels et qui relèvent de la pathologie.

Ainsi se trouve accomplie la prédiction de Laurent de Jussieu, l'un des commissaires chargés par la Faculté de Médecine d'étudier le Mesmérisme.

En opposition avec tous ses collègues qui n'y voyaient que de la supercherie et du charlatanisme, de Jussieu disait, en effet, que Mesmer était sur la trace d'une vérité féconde gâtée par l'insuffisance scientifique et qu'il appartiendrait à la vraie science de reprendre et de féconder.

Aujourd'hui il est reconnu que tous les peuples, barbares ou civilisés, ont eu recours aux phénomènes magnétiques.

Dans l'antiquité c'était en les magnétisant qu'on inspirait les Pythies du temple d'Apollon, les Sybilles, les Prêtresses de Cérès, la Pythonisse d'Endor.

Les Mages, les Brahmines, les Druides, produisaient avec des flèches, des bâtons, des verges, des effets magnétiques aussi surprenants que ceux observés aujourd'hui.

Les Fakirs indiens, pour s'identifier à Brahma, s'hypnotisent eux-mêmes en se regardant le nez jusqu'à ce qu'ils tombent en extase ; alors la catalepsie leur permet de rester des semaines entières immobiles, dans les positions les plus invraisemblables.

Charcot reconnut que beaucoup de névropathes offrent les phénomènes observés au Moyen-Age, souvent d'une manière épidémique et que l'on attribuait alors aux sortilèges, à la sorcellerie ou à la possession des démons ; et il put démontrer avec des épreuves photographiques que ses malades offraient absolument les gestes désordonnés, les contorsions épouvantables, les grimaces horribles des démoniaques du XIVe et du XVe siècle. La plupart des faits surprenants étaient alors dus au magnétisme ou à des affections nerveuses méconnues ; le plus grand nombre des magiciens étaient des hypnotiseurs inconscients, et les stryges ou sorcières, des hystériques présentant sur certaines parties de leur corps une insensibilité absolue que l'on attribuait à l'action de la *griffe du diable*. Terrible époque que celle-là pour les sorcières et les névropathes !

On ne peut lire sans frémir, et sans une profonde émotion, l'histoire de leurs procès. Ces malheureuses, à la place de juges, ne trouvaient que des bourreaux, dont la bêtise n'était surpassée que par la cruauté. Il suffisait alors de la dénonciation d'un enfant vous accusant d'avoir fait tomber de la grêle sur le champ du voisin, ou d'être allé au sabbat, pour vous ouvrir les portes du cachot, vous soumettre aux supplices atroces d'une torture raffinée et vous faire monter sur le bûcher. Il y eut des années en France où l'on brûla plus d'un millier de ces malheureux accusés de sorcellerie et de faire commerce avec les démons. Pour s'expliquer tant de barbarie alliée à tant de niaiserie, il faut se reporter par la pensée à cette époque, où la crédulité était si universelle qu'elle obscurcissait le jugement des esprits les plus distingués. Pour vous en fournir un exemple, il me suffira de vous citer un passage des œuvres d'Ambroise Paré, l'un des grands hommes dont s'honore la France (1) :

« Ainsi qu'on voit aux nuées se former plusieurs et divers » animaux, ainsi les démons se forment subitement en ce » qui leur plait, et souvent on les voit transformés en bêtes » comme serpents, crapauds, chats-huants, huppes, corbeaux, » boucs, ânes, chiens, chats, loups, taureaux et autres. » Ils hurlent la nuit et font bruit comme s'ils étaient » enchaînés ; ils remuent bancs, tables, tréteaux, bercent » les enfants, jouent aux tabliers, feuillettent livres, comp- » tent argent, ouvrent portes et fenêtres, jettent vaisselle » par terre, cassent pots et verres et font autre tintamarre ; » néanmoins, on ne voit rien au matin hors de sa » place....

» Ceux qui sont possédés des démons parlent la langue » tirée hors la bouche, divers langages inconnus. Ils font » trembler la terre, tonner, éclairer, venter, déracinent et » arrachent les arbres ! Ils font marcher une montagne » d'un lieu en autre, soulèvent en l'air un château et le » remettent en sa place. »

Il n'y eut guère que deux grands esprits qui résistèrent à la sottise commune, et quand tout le monde avait peur des démons et des sorciers, le joyeux Rabelais osa en rire, et Montaigne en douter.

(1) Œuvres d'Ambroise Paré. Edition Malgaigne.

« (¹) J'ai les oreilles battues de mille tels contes, dit ce » dernier ; trois le virent un jour au levant, trois le virent » le lendemain en occident, à telle heure, tel lieu, ainsi » vêtu ; certes, je ne m'en croirai pas moi-même. Combien » trouvé-je plus naturel et plus vraisemblable que deux » hommes mentent, qu'un homme en douze heures passe » d'orient en occident ! Combien plus naturel, que notre » entendement soit emporté de sa place par la volubilité de » notre esprit détraqué ; que cela, qu'un de nous soit envolé » sur un balai, au long du tuyau de la cheminée, en chair » et en os par un esprit étranger ! Ne cherchons pas des » illusions du dehors et inconnues, nous qui sommes perpé- » tuellement agités d'illusions dom[illegible]ques et nôtres.

» Il y a quelques années, [illegible] prince souverain, pour » rabattre mon incrédulité, me fit cette grâce de me faire » voir dix ou douze prisonniers de ce genre, et une vieille » entre autres, vraiment bien sorcière en laideur et difformité, » très fameuse de longue main en cette profession. Je vis » épreuves et libres confessions, et je ne sais quelle marque » insensible sur cette misérable vieille, et m'enquis, et parlai » tout mon saoul, y apportant la plus saine attention que je » pusse... Enfin et en conscience, je leur eusse plutôt » ordonné de l'ellébore que de la ciguë... Quant aux » oppositions et arguments que des honnêtes hommes m'ont » fait, et là, et souvent ailleurs, je n'en ai point senti qui » m'attachent... Après tout, c'est mettre ses conjectures » à bien haut prix que d'en faire cuire un homme tout vif. »

Aujourd'hui le magnétisme animal a changé de nom, il s'appelle hypnotisme, c'est-à-dire sommeil provoqué ; on

(¹) *Les Démoniaques d'autrefois*, par Ch. Richet, *Revue des Deux-Mondes*, 1880.

y compte trois phases : le somnambulisme, la catalepsie et la léthargie.

On peut le produire :

1° Par des passes, ancien procédé de Deleuze et de Puységur ;

2° Par la fascination du regard ;

3° Par les excitations sensorielles; c'est le procédé physiologique et scientifique.

Ces excitations sensorielles sont provoquées par la fixation d'un objet brillant, d'une lampe électrique, du soleil, d'un miroir aux alouettes, l'apparition brusque d'un rayon lumineux dans une chambre noire, le bruit d'un sifflet, du tam tam, l'odeur de parfums pénétrants, une grande frayeur.

Les personnes les plus hypnotisables sont les enfants, les femmes nerveuses, les neurosthéniques, les alcooliques, en général les gens crédules et sans volonté; mais nul ne peut être hypnotisé contre son gré s'il résiste.

Pendant le sommeil somnambulique, les sens, la vue, l'odorat, l'ouïe prennent une acuité très grande. Les forces musculaires sont considérablement augmentées. L'imagination est exaltée d'une manière extraordinaire; c'est ce qui explique chez les hypnotisés ces descriptions merveilleuses de pays qu'ils n'ont jamais vus; si on les fait voyager dans la lune, ils ne seront point embarrassés pour vous en décrire les paysages : ils prédiront l'avenir avec la même facilité et une entière conviction.

Leur mémoire est tellement vive qu'ils vous raconteront des faits dont ils ne se souvenaient plus en leur état normal.

« (1) Le Dr Luys comptait parmi les auditeurs de ses

(1) *Magnétisme et hypnotisme*, par N..., p. 87.

» remarquables conférences une demoiselle V..., professeur
» de langues étrangères, qui, depuis un certain temps, suivait
» assidûment ses leçons ; il lui demande un jour si cela
» l'intéresse ; elle répond qu'elle y vient avec plaisir, mais
» que c'est trop technique pour qu'elle y comprenne
» quelque chose.

» L'ayant mise en état de somnambulisme, il lui dit : Vous
» n'êtes plus Mlle V..., mais M. Lhuys, et vous allez faire
» la conférence. Aussitôt l'hypnotisée s'incarne dans la
» personne du maître et, imitant son geste et son organe,
» elle se met à répéter, sans se tromper, toute une leçon
» qu'elle lui avait entendu réciter, depuis plus d'un an. »

Si l'on pousse l'hypnotisme plus loin que le sommeil lucide, on obtient la catalepsie pendant laquelle les muscles se contractent d'une manière invraisemblable, les bras prennent la rigidité de tiges d'acier ; on peut les briser, mais non pas les fléchir.

Dans la léthargie tous les sens sont abolis, à l'exception parfois de l'ouïe.

Ces multiples phénomènes, par leur étrangeté, ont toujours eu pour effet d'exciter vivement la curiosité du public. Aussi lorsque, dans une grande ville, un charlatan quelconque annonce une séance de magnétisme, il est assuré de voir une foule nombreuse accourir entendre ses boniments. Beaucoup ne sont que d'aimables farceurs simulant adroitement les effets de l'hypnotisme ; je ne m'en occuperai pas, tant pis pour les mystifiés ! Mais il y en a d'autres qui ont eu la bonne fortune de mettre la main sur un sujet précieux, généralement une pauvre jeune fille névropathe dont ils exploitent habilement la maladie nerveuse. Eh bien ! je vous dirai, n'encouragez pas cette exploitation, n'allez pas à ce spectacle ! Au point de vue scientifique, il n'y a rien à y apprendre. Pour beaucoup de personnes impressionnables la vue des effets réels de l'hypnotisme peut avoir une influence fâcheuse sur leur esprit et être le point de départ d'affections nerveuses. A ceux dont les nerfs sont solides, je dirai : ce spectacle est une barbarie ; vous assistez à un supplice : la victime est cette jeune fille vêtue de blanc, dont vous admirez la figure angélique au milieu de ses extases, dont vous admirez la force athlétique lorsque ses membres sont contracturés. Mais sachez bien que ces séances la fatiguent horriblement et qu'elles contribuent à désorganiser complètement un pauvre système nerveux, déjà désiquilibré. Ces soirées brillantes où elle est couverte d'applaudissements auront pour elle un terrible lendemain ! car elle est une proie désignée pour la maison des fous ?

Un des phénomènes que les médecins ont le plus étudié ces temps-ci est la suggestion.

On appelle suggestion, la pénétration de l'idée du magnétiseur dans le cerveau du sujet par la parole, le geste, la vue. Le sujet endormi est complètement sous l'influence de l'hypnotiseur; non seulement il n'a plus de volonté, mais même il n'a plus de discernement. On lui dit qu'il est dans un joli jardin, il le croit et cherche à y cueillir des fleurs imaginaires; on lui crie : un serpent ! en proie à une véritable hallucination, il le voit et manifeste la plus vive frayeur. On lui fait boire de l'eau en lui disant que c'est du champagne : l'illusion est si complète qu'après quelques gorgées il s'énivre, titube, pleure ou rit, suivant qu'on veut qu'il ait le vin joyeux ou triste.

La suggestion à échéance est la persistance de l'idée suggérée après le réveil.

On peut dire à un sujet : (1) « Quand tu te réveilleras, tu

(1) *Magnétisme et hypnotisme*, par N...

seras complètement paralysé du côté gauche ou du côté droit et tu ne sentiras ni les brûlures, ni les piqures qu'on te fera sur ce point, » et cette paralysie factice durera au gré de l'hypnotiseur.

Celui-ci peut également suggérer à un sujet très entraîné l'idée d'exécuter les actes qu'il lui commande à une date précise, à une heure exacte.

« Par exemple, dit le Dr Luys, je donne à Maria, un lundi, » la suggestion d'aller le samedi suivant, à trois heures, » porter un paquet à telle personne et à telle adresse. » Pendant toute la semaine, je l'interroge sur ce qu'elle doit » faire au samedi désigné ; elle me répond invariablement : « Je n'en sais rien, et je ne sais à quoi vous faites allusion. »

» Deux jours avant l'échéance, le jeudi, je l'hypnotise de » nouveau et l'interroge : « Je vais telle rue, porter un » paquet à M. X... »

» Le samedi en question, interrogée encore par moi à » deux heures, elle ne savait absolument rien de ce qu'elle » allait faire.

» A trois heures, j'étais présent au rendez-vous, et j'ai » vu Maria arriver haletante, un quart d'heure après, » remettre à la personne le paquet et s'en retourner sans » rien dire. J'ai su plus tard que le dit samedi, vers trois » heures, Maria était avec sa mère et sa sœur dans un » magasin de nouveautés, et que, tout d'un coup, elle » quitta ses parents et se mit à courir sans indiquer où elle » allait. »

Voici d'autres faits encore plus surprenants :

Une névropathe est hypnotisée. On lui colle sur le bras du simple papier à timbres-poste en lui persuadant que c'est un vésicatoire. On la réveille. Le lendemain, après avoir pris toutes les précautions nécessaires pour empêcher toute supercherie, on enlève le papier et l'on trouve en dessous une véritable révulsion en tout semblable à celle produite par un vrai vésicatoire.

Le professeur Charcot et ses élèves à la Salpêtrière ont fréquemment obtenu par la suggestion chez leurs malades hypnotisées des brûlures et des stigmates.

La suggestion est le côté réellement pratique de l'hypnotisme. C'est grâce à elle que l'on peut guérir certaines paralysies nerveuses malgré leur ancienneté, faire disparaître des habitudes invétérées de tabac et d'alcoolisme, corriger des défauts de caractère. Mais au médecin seul appartient de faire de l'hypnotisme. C'est un moyen thérapeutique comme un autre qui, dans les mains des charlatans et des incapables, pourrait avoir les plus grands inconvénients.

Je tiens maintenant à vous dire quelques mots de la suggestion à l'état de veille produite sans le sommeil magnétique.

Après deux ou trois hypnotisations successives, dit le docteur Bernheim, certains sujets sont aptes, même à l'état de veille, à produire les mêmes phénomènes qu'à l'état de somnambulisme. A l'appui de son assertion il cite le cas d'un de ses malades habitué au magnétisme.

Sans l'endormir, il lui dit à brûle-pourpoint : « Fermez la main, vous ne pouvez plus l'ouvrir. » Le sujet obéit et fait des efforts inutiles pour ouvrir la main.

Le docteur Lhuys présente à ses élèves Mlle E..., jeune malade soignée par lui :

« Vous la voyez, dit-il, elle est vive, alerte et bien » éveillée ; eh bien ! vous allez voir quel étrange change- » ment va s'opérer en elle sous l'influence de l'injonction que » je vais lui donner.

» Je vais lui dire, en causant simplement à mi-voix, pour » fixer ses idées : « Nous allons compter jusqu'à six, et une » fois arrivée à trois, tu t'endormiras. » Ceci dit, elle y consent ; nous comptons ensemble : « Une, deux, trois ; » arrivée à ce chiffre, ses paupières se ferment et la voilà » instantanément tombée en un profond sommeil. »

La suggestion à l'état de veille est bien plus fréquente qu'on ne le croit généralement ; elle exerce son action un peu sur nous tous, action toute différente bien entendu que celle qu'elle produit sur un hypnotisé privé de discernement et de volition, mais qui n'en est pas moins réelle. C'est elle qui, en frappant notre imagination, influence notre volonté.

La mère a, par exemple, une puissance suggestive de premier ordre. Qui sait mieux qu'elle calmer avec ses douces paroles, ses caresses et ses baisers, les douleurs de son enfant, faire disparaître ses frayeurs. C'est elle qui inculque, d'une façon ineffaçable dans son esprit, ces idées, ces croyances qui, plus tard, décideront de son sort et de son avenir.

Les grands orateurs n'ont-ils pas été et ne sont-ils pas toujours de grands suggestionneurs.

Bien plus puissants que le magnétiseur qui n'agit que sur un sujet, eux agissent sur une foule entière : ils peuvent à leur gré calmer ou exalter ses passions, la pousser aux crimes ou aux actions sublimes. Dans Athènes amollie par le luxe et le bien-être, seule, la puissante voix de Démosthènes savait inspirer de nobles dévouements et recruter des guerriers contre les armées de Philippe.

Que dirai-je des grands capitaines et des grands conquérants ! Est-ce que leurs soldats n'étaient pas dans leurs mains des êtres inconscients, suivant leurs chefs avec docilité et fanatisme, supportant toutes les fatigues, affrontant les plus grands périls, uniquement pour la gloire d'un Alexandre ou d'un César.

Et vous, héros du siècle dernier, Hoche, Marceau, Kléber et tant d'autres ! quelle puissance surhumaine n'exerciez-vous pas sur vos soldats improvisés, vous qui avez su changer en lions invincibles, ces ouvriers, ces paysans accourus à votre appel, et avec ces volontaires en haillons, culbuter les bataillons aguerris de l'envahisseur, les chasser du territoire et sauver la patrie !

Imp. Mme Ve Camille Mellinet. — L. Mellinet et Cie, sucrs.

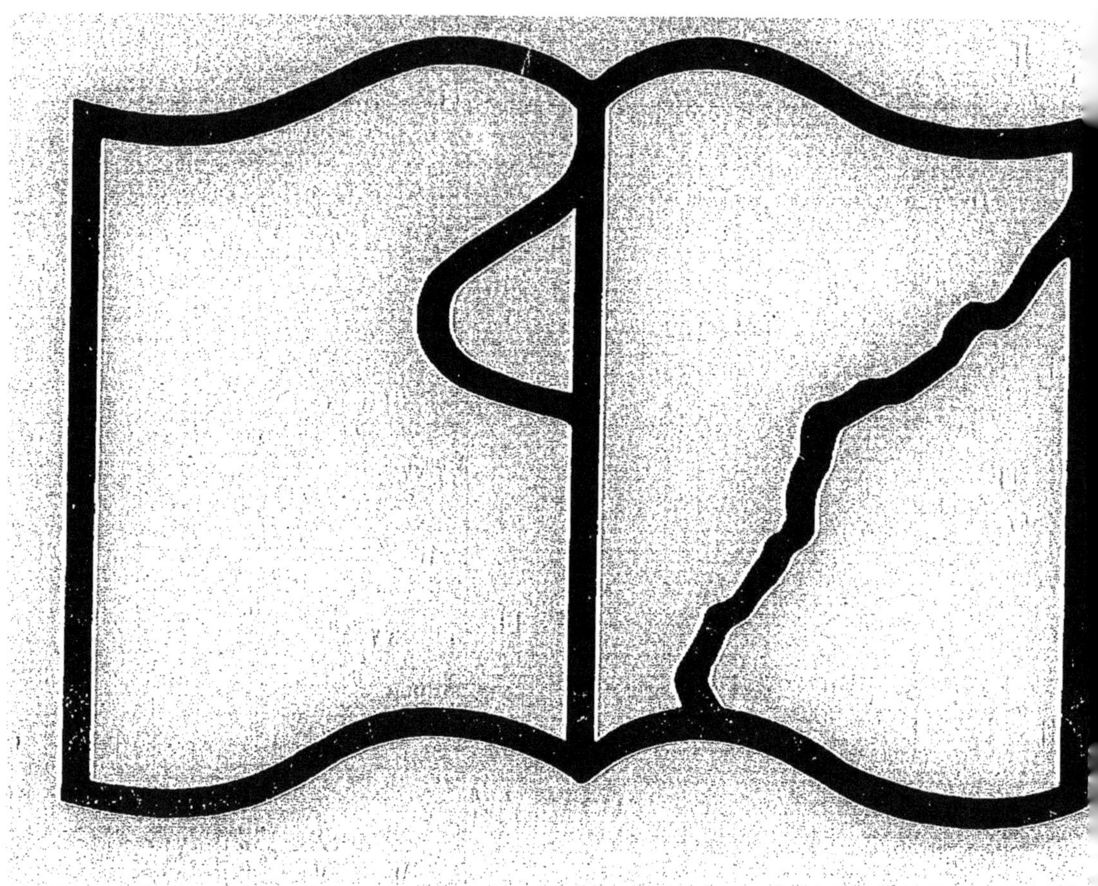

Texte détérioré — reliure défectueuse

NF Z 43-120-11

www.ingramcontent.com/pod-product-compliance
Ingram Content Group UK Ltd.
Pitfield, Milton Keynes, MK11 3LW, UK
UKHW020413250726
13967UKWH00006B/2624

9 782013 559188